INTIMIDAD Y CONFIDENCIALIDAD

EN EL HAMBITO HOSPITALARIO

Inmaculada Cantero Corredor

Fidel Moreno Verdejo

Edita: Molina Moreno Editores molina.moreno.editores@gmail.com
Diseño de portada: Molina Moreno Editores
ISBN-10: 1546578889
ISBN-13: 978-1546578888
INTIMIDAD Y CONFIDENCIALIDAD EN EL ÁMBITO HOSPITALARIO
Autores de la obra:
Inmaculada Cantero Corredor
Fidel Moreno Verdejo
Editor: Diego Molina Ruiz
Primera Edición – 05/05/2017

RESUMEN

Si el deber de protección de la intimidad y de la confidencialidad forma parte de la identidad más antigua de las profesiones sanitarias, y el derecho a su protección está reconocido en la Declaración de Derechos Humanos y es recogido en nuestra Constitución como derecho fundamental, no ha ser tan difícil mejorar su cuidado concreto en el día a día de la labor sanitaria.

En el presente libro vamos primeramente a definir de forma clara y concisa diferentes áreas del ámbito hospitalario tales como: Unidades de Hospitalización, Unidades de Urgencias Hospitalarias y la Unidad de Cuidados Intensivos, definiéndolas y comentando sus características principales; sin olvidar el objetivo del libro sobre la intimidad y confidencialidad, por ellos en estas tres áreas nos hemos detenido profundizando en cuales con los derechos y las garantías que tiene el paciente sobre su intimidad y confidencialidad en cada una de las áreas ya mencionadas.

El derecho a la intimidad y la consecuente protección de la confidencialidad de la información sanitaria es entendido como un bien fundamental. Cuando la persona necesita atención sanitaria ha de compartir con los profesionales información personal, permitir (para su reconocimiento y exploración) acceso a su cuerpo y a veces, facilitar el conocimiento directo de su espacio vital. La importancia del respeto a la intimidad hace que su protección no se circunscriba a la relación clínica, sino que se extienda a todos los profesionales que intervienen en la atención sanitaria. Por todo ello, se ha dedicado un apartado tanto para definir la intimidad y el derecho a la misma, como el concepto de confidencialidad y su correspondiente derecho a ella.

El ingreso de un paciente en un hospital implica pasar por ciertas "incomodidades" propias de este tipo de establecimientos. La intimidad del paciente hospitalizado, es relativizada a favor de otras necesidades consideradas más básicas por el propio sistema sanitario y que giran alrededor de la enfermedad más que sobre el propio paciente. En el libro se hace referencia a aquellas situaciones y factores que vulneran la intimidad del paciente, haciendo especial hincapié en concienciar a todos aquellos profesionales sanitarios para que cuiden este derecho fundamental del ser humano, considerándose que la protección de la intimidad es uno de los elementos que mayor satisfacción genera en los pacientes. Reconocemos la importancia de detectar situaciones en las que el paciente ingresado ve comprometida su intimidad y la necesidad de actuar en ellas en la medida de nuestras posibilidades, que son muchas. Solo se precisa adquirir sensibilidad para detectar situaciones anómalas y voluntad para corregirlas.

Para detectar dichas situaciones de vulnerabilidad de los derechos que tiene el paciente a conservar su intimidad y confidencialidad hemos dedicado gran parte del presente libro a abordar aquellas percepciones y vivencias que tiene el paciente sobre estos derechos fundamentales, y como sienten que son tratados al respecto, al igual que la percepción de los profesionales sanitarios, con el principal objetivo, que mediante una lectura reposada del libro, consigamos concienciar a todos los profesionales sanitarios que día a día tienen que llevar a cabo la labor de cuidar al paciente, para que se pueda mejorar, reforzar y principalmente no olvidar en ningún momento que debemos proteger estos derechos del paciente: la intimidad y la confidencialidad.

ÍNDICE

1. INTRODUCCIÓN

El presente libro sirve como ayuda para la práctica diaria en el ámbito sanitario, debido a que, los profesionales sanitarios nos tenemos que enfrentar día a día a la difícil tarea de tratar al paciente en su totalidad, no solo haciendo hincapié en su salud física sino también debemos acercarnos a los afectos, sentimientos y emociones, en este momento debemos tener la capacidad de empatizar con el paciente, respetando en todo momento sus derechos, tales como la privacidad y la dignidad.

Una correcta atención sanitaria solo es concebible si se fundamenta en el respeto a los Derechos Humanos. Sobre esta base ética se sustenta el respeto a la dignidad humana, de la que es un componente esencial la intimidad de la persona y la confidencialidad de sus datos, preservando en todo momento la información facilitada por ella.

Desgraciadamente, somos testigos de que en nuestro entorno de trabajo dentro del Hospital, se descuidan aspectos de gran importancia como el mantenimiento de la intimidad, y centran mayormente su atención en otros aspectos más técnicos y necesidades consideradas más básicas por el sistema sanitario, girando todas ellas alrededor de la enfermedad más que entorno al propio paciente.

Es preciso reflexionar cómo los profesionales nos posicionamos ante el paciente, cómo en determinadas ocasiones damos la máxima prioridad a la atención física, dejando de lado la dimensión emocional y psicológica de la persona, si esto lo contempláramos y lo incluyésemos de forma implícita y rutinaria en el cuidado, generaríamos una gran satisfacción en nuestros pacientes.

Con este libro pretendemos conseguir que se conozca un tema bastante útil y común en el ámbito sanitario, sin embargo, según la bibliografía encontrada al respecto es un tema poco investigado. Se va a exponer principalmente y con mayor detalle la percepción que el paciente tiene de su intimidad, es decir, explorar el conocimiento y las experiencias de los pacientes, saber cómo y porqué, nos enriquece como personas y profesionales mejorando nuestra práctica diaria y comprendiendo un aspecto importante de la atención al paciente, mejorando de este modo la calidad de los cuidados. También es necesario que se conozcan las percepciones de familiares y profesionales sobre esta misma cuestión.

Se van a exponer diferentes percepciones y opiniones acerca de la intimidad, confidencialidad y privacidad, para de esta forma, conseguir mejorar la calidad científico-técnica de los cuidados que se prestan, proporcionando a los profesionales sanitarios herramientas que les permitan, desde la perspectiva del cuidado, un abordaje integral y continuo de los diferentes problemas que plantea la población en relación con la necesidad que estamos abordando.

La práctica asistencial diaria supone inevitablemente moverse en el campo de las relaciones interpersonales, de las emociones, de los afectos, situaciones todas en las que entra en juego la capacidad de empatizar del profesional de la salud y su conocimiento y respeto de los derechos de privacidad y dignidad de los pacientes.

Os animamos a una lectura reposada del mismo, y a la reflexión personal en la medida en que os ayude a mejorar la atención y los cuidados que los pacientes nos demandan.

2. ÁREAS DE ATENCIÓN

La atención hospitalaria, como segundo nivel de atención definido en la **Ley 2/1998, de Salud de Andalucía**, ofrece a la población los medios técnicos y humanos de diagnóstico, tratamiento y rehabilitación adecuados que, por su especialización o características, no pueden resolverse en el nivel de atención primaria[1].

Los hospitales y sus correspondientes centros de especialidades constituyen la estructura sanitaria responsable de la atención hospitalaria programada y urgente, tanto en régimen de internamiento como ambulatorio y domiciliario, desarrollando además funciones de promoción de la salud, prevención de la enfermedad, asistencia curativa y rehabilitadora, así como docencia e investigación, en coordinación con el nivel de atención primaria[1].

- Normativa:

Decreto 105/1986 de 11 de junio, sobre ordenación de asistencia sanitaria especializada y órganos de dirección de los hospitales de la asistencia especializada[1].

Capítulo II: Ordenación de la asistencia sanitaria especializada[1].

Artículo 2º: Áreas Hospitalarias:

1. El Área Hospitalaria se define como la demarcación geográfica destinada a la gestión y administración de la asistencia sanitaria especializada, estando formada como mínimo, por un Hospital y los Centro Periféricos de Especialidades adscritos al mismo.
2. Dichas Áreas Hospitalarias, se delimitarán en función de los criterios geográficos, demográficos, de accesibilidad por parte de la población y la eficiencia de la atención especializada prestada.

Artículo 3º: Fines de la Asistencia Especializada:
1. Aportar a la población los medios técnicos y humanos más adecuados para el diagnóstico, tratamiento y rehabilitación, que debido a su especialización o características no pueden resolverse en el ámbito de atención primaria.
2. Posibilitar el internamiento en régimen de hospitalización de aquellos pacientes que lo precisen.
3. Participar en la atención de las urgencias.
4. Prestar la asistencia en régimen de consultas externas que requieran la atención especializada de la población.
5. Colaborar con el resto del equipo sanitario, en la prevención de las enfermedades y la promoción de la salud.

6. Colaborar en la formación de los recursos sanitarios y en las investigaciones de salud.

- Cartera de Servicios :

La **Cartera de Servicios** en el ámbito hospitalario engloba el conjunto de actividades científico-técnicas y administrativas que se realizan en ese nivel de atención. Con la intención de lograr los objetivos que están recogidos de forma expresa en el Plan Andaluz de Salud, Contrato Programa entre la Consejería de Salud y el Servicio Andaluz de Salud, Plan Estratégico, Plan de Calidad del Sistema Sanitario Público de Andalucía y Contrato Programa de los hospitales del SSPA[1].

2.1 UNIDADES DE HOSPITALIZACIÓN:

El consumo de recursos sanitarios no se distribuye de forma homogénea en la población española. Según los datos de la encuesta de morbilidad hospitalaria (EMH) de 2006 del Instituto Nacional de Estadística (INE), las tasas de frecuentación hospitalaria (altas por 100.000 habitantes) aumentan de forma notable con la edad multiplicándose por más de 10 la frecuentación de los varones mayores de 85 años respecto al grupo de edad entre 15 y 34 años. En las mujeres no ocurre con la misma intensidad, pues para ello habría que descontar el efecto de los ingresos por causas relacionadas con el embarazo y parto. Además, la estancia media de cada ingreso hospitalario tiende a ser más prolongada en estos grupos de edad. El 14% de las personas mayores de 75 años tiene una limitación muy importante para realizar las actividades de la vida cotidiana, mientras que el 49% tiene alguna limitación de menor intensidad[2]. Por ello, debido a la elevada demanda asistencial en el ámbito hospitalario, demanda que en la mayoría de las ocasiones será imposible de programar, nos vamos a centrar principalmente en el paciente pluripatológico como principal demandante de recursos sanitarios, debido a que se trata de un grupo de pacientes con edad avanzada, una peor salud subjetiva, una mayor discapacidad y una mayor prevalencia de enfermedades crónica, que se pueden presentar en una misma persona de forma simultánea[2]. Definiendo la pluripatología por la coexistencia de dos o más enfermedades crónicas que conllevan la presencia de patologías interrelacionadas y reagudizaciones que condicionan una especial fragilidad clínica provocando en el paciente un deterioro progresivo, y una disminución gradual de su capacidad funcional y su autonomía[2]. En este sentido, se han considerado los siguientes problemas y enfermedades crónicos: hipertensión arterial; infarto de miocardio; otras enfermedades del corazón; artrosis, artritis o reumatismo; dolor de espalda crónico (cervical y lumbar); bronquitis crónica; diabetes; incontinencia urinaria; cataratas; depresión, ansiedad u otros trastornos mentales; embolia, tumores malignos; osteoporosis; anemia; y problemas de próstata[2].

Como principales características diferenciales de la pluripatología se destaca la presencia de[2]:

- Enfermedades que el sistema sanitario no cura.
- Enfermedades mantenidas en el tiempo y con progresivo deterioro del paciente.
- Disminución gradual de su autonomía y capacidad funcional del paciente.
- Importantes repercusiones profesionales, económicas y sociales.
- Riesgos múltiples, secundarios a patologías interrelacionadas.

Los sistemas sanitarios de los países occidentales desarrollados se enfrentan a un reto debido a la atención de este tipo de pacientes pluripatológicos. El envejecimiento demográfico en la Unión Europea presenta dos aspectos[2]:

- Un considerable aumento de la esperanza de vida al nacer de 5 años para los hombres y de 5,5 años para las mujeres.
- Un aumento del número de personas de edad avanzada. En la población europea, el porcentaje de personas mayores de 65 años pasará de un 16,1 % en 2000 a un 27,5% en 2050, mientras que los mayores de 80 años que representaban un 3,6 % de la población en 2000, alcanzarán un 10 % en 2050.

- Definición de la unidad de hospitalización:

La unidad de hospitalización se define como una organización de profesionales sanitarios, que ofrecen una atención multidisciplinaria, y cumple unos requisitos funcionales, estructurales y organizativos, que garantizan las condiciones adecuadas de calidad, seguridad y eficiencia para realizar esta actividad[2].

Las zonas en las que se estructura la son[2]:
- Acceso y recepción.
- Unidad de día.
- Hospitalización convencional:

- Derechos y garantías de los pacientes atendidos en las diferentes áreas de las UPP relacionados con su intimidad y confidencialidad:

Los derechos de los pacientes recogidos en la legislación sanitaria deberán ser respetados por los diferentes centros sanitarios[2].

La Ley 16/2003 de Cohesión y Calidad del SNS, ha considerado que la seguridad del paciente es un componente clave de la calidad y la ha situado en el centro de las políticas sanitarias[3]. Vamos a mencionar aquellos derechos que se deben garantizar relacionados con la privacidad del paciente en las diferentes áreas de las UPP, así como aquellos protocolos que garanticen la seguridad, confidencialidad y el acceso legal a los datos de los pacientes[2].

- Unidad de día: los puestos de hospitalización deben estar aislados mediante biombos, cortinas o mamparas fijas. En la medida de los posible, los pacientes deberían bajo luz natural y con vistas al exterior, debiendo en todo momento proporcionarle al paciente la intimidad necesaria[2].

La Unidad de día está formada por consultas para la atención al paciente pluripatológico, donde se incluyen la exploración, diagnóstico e indicación de las pautas terapéuticas. La puerta única optimiza las condiciones de intimidad, y se permite una mayor versatilidad en la utilización de un espacio que, funcionalmente, resulta más flexible[2].

- Hospitalización Convencional, en ella, las habitaciones de los pacientes pueden ser tanto de uso individual como doble. Como diferencias principales entre ellas encontramos: la habitación individual ofrece una mayor intimidad para el paciente, además en esta habitación existe mayor espacio libre en torno a la cama, resultando por tanto más sencillo el trabajo del personal sanitario y las condiciones de habitabilidad son mejores para acompañante, cuidadores y visitantes. En el caso de que la habitación sea doble, deberán instalarse sistemas de cortinas que permitan la separación visual de los pacientes, proporcionándoles un ambiente íntimo para su exploración, cuidado y la realización de procedimientos diagnósticos y terapéuticos[2].
- Despacho de información, destinado para que el personal sanitario y facultativo les proporcione tanto a los familiares como a cuidadores de pacientes información sobre el proceso asistencial siempre manteniendo y preservando las condiciones adecuadas de privacidad para el paciente[2].

Todo paciente tiene derecho a que se respete la confidencialidad sobre su estado de salud en los términos establecidos por la Ley reguladora de la autonomía del paciente y de derechos y obligaciones en materia de información y documentación clínica[2].

2.2 UNIDAD DE URGENCIAS HOSPITALARIA (UUH):

La Organización Mundial de la Salud (O.M.S.) define Urgencia Sanitaria como: *"la aparición fortuita (imprevista o inesperada), en cualquier lugar o actividad, de un problema de salud de causa diversa y gravedad variable, que genera la conciencia de una necesidad inminente por parte del sujeto que lo sufre o de su familia"*[4].

La Unidad de Urgencia Hospitalaria (UUH) se define como: *"una organización de profesionales sanitarios que ofrecen asistencia multidisciplinar, ubicada en un área específica del hospital, que cumple unos requisitos funcionales, estructurales y organizativos, de forma que garantiza las condiciones de seguridad, calidad y eficiencia para atender la urgencia y emergencia"*[5].

Un Servicio de Urgencias hospitalario (SUH) consta de dos áreas bien definidas: el área de consultas donde se atiende a los pacientes, una vez realizada su clasificación basada en un orden de prioridades (triage); y el área de observación (AO) donde habitualmente son ingresados aquellos pacientes en los que tras esa primera asistencia en el área de consultas, persiste una incertidumbre diagnóstica o evolutiva, se prevea que el proceso agudo del sujeto puede resolverse completamente con una breve estancia de no más de 24 horas o bien el paciente sólo requiera la realización de maniobras diagnósticas o terapéuticas tras cuya realización es dado de alta. La principal diferencia de los Servicios de Urgencias con el resto de los Servicios Hospitalarios radica en su alta dinámica asistencial, demostrándose que la estancia siempre es menor en un SUH para procesos similares, todos ellos de corta estancia. Esto por tanto, conlleva un doble beneficio: para el paciente que no es sometido a una hospitalización más prolongada que la realmente necesaria para resolver su problema, y otro beneficio desde el punto de vista económico, con una reducción de costes demostrada para algunos procesos. Algunos estudios han demostrado cómo aproximadamente el 80% de los pacientes ingresados en esta área pueden ser dados de alta tras un período de tiempo normalmente no superior a 24 horas[6].

Quedan, por lo tanto excluidas del AO aquellas camas que aunque se hallan dentro de la propia área de urgencias, van destinadas al tratamiento inicial de la patología urgente, pues estas camas no deberían prolongar la ocupación por el mismo paciente más allá de un período razonable de 4 horas antes de su paso a las Unidades de Observación, ingreso definitivo o alta hospitalaria[7].

La creación y vinculación de las Unidades de Observación a los Servicios de Urgencias sobrepasa el ámbito nacional. Como antecedentes; la American College of Emergency Physicians (ACEP) en 1988, publica unas guías prácticas para la implantación y manejo de las Unidades de Observación en base al número creciente de hospitales que en ese país dispone de estas unidades. El aumento creciente de estas unidades, lleva de nuevo a la ACEP a actualizar en 1995, los protocolos que regulan su manejo y que son publicados por vez primera en el órgano oficial de esta sociedad: Annals of Emergency Medicine[7]. La Zona de Observación es definida como aquella área de hospitalización adyacente a los departamentos de Urgencias, provista de una plantilla propia de profesionales sanitarios que van a llevar a cabo el manejo de determinadas patologías durante un tiempo limitado, antes de tomar una decisión sobre su alta hospitalaria o su ingreso definitivo, excluyendo, como hemos citado anteriormente las camas destinadas al tratamiento inicial de una patología urgente. Por tanto en estas camas no se debería prolongar la ocupación por el mismo paciente más allá de un período de 4 horas antes de su paso a las Unidades de Observación, ingreso definitivo o alta hospitalaria. Su uso como Unidad de Observación propiamente dicha, altera la dinámica y flujo de pacientes produciendo de este modo el estancamiento y la sobreocupación de los propios servicios[7].

Además, el AO permite una continuidad asistencial en el tiempo, que no es posible realizar en el área de consultas, esta circunstancia es por tanto, primordial para la revaluación de pacientes con procesos agudos que están "demasiado enfermos" para ser enviados a su domicilio o que pueden desarrollar una complicación potencial en un corto periodo de tiempo, pero que no tienen indicadores claros de ingreso hospitalario, obviando así ingresos innecesarios en planta general de hospitalización y reservando ésta para pacientes que requieran un estudio más detallado y habitualmente una estancia más prolongada en el tiempo[6].

El Sistema Nacional de Salud (SNS) nos indica que cuando el paciente deba permanecer en Urgencias más de seis horas debe ser atendido en una unidad de Observación específica[5]. Dentro de los Servicios de Urgencias, la Unidad de Corta Estancia de Urgencias (UCEU) es la unidad de soporte del servicio y una alternativa clara a la hospitalización convencional de pacientes con requerimiento de atención urgente (utilizando diferentes niveles de clasificación[8]) y que están afectados de algunas enfermedades crónicas reagudizadas o de patologías de gravedad leve-moderada de corta evolución[9].

La saturación de los servicios de urgencias es un problema que afecta prácticamente a la mayoría de los países, independientemente de su nivel socioeconómico. En diversos estudios se ha llegado a la conclusión de que las causas más frecuentemente implicadas en la saturación de urgencias son las siguientes[8]:

- Obligación de atender en la urgencia hospitalaria a pacientes con patología no urgente (que en algunos hospitales supera el 70% de las urgencias). Contribuyen a este hecho la fácil y permanente accesibilidad del ciudadano a los SU, la creciente cultura de la impaciencia y la percepción errónea de una mayor confianza en el cumplimiento de las expectativas.

- Alta derivación a los servicios de urgencias de pacientes muy ancianos y con pluripatología.

- Pacientes hiperfrecuentadores.
- Factores estacionales: epidemia de gripe en invierno, agudización de asma bronquial en primavera, etc.

- Personal sanitario insuficiente o con inadecuada preparación.

- Retrasos en la realización de los ingresos o en el trasporte en ambulancia.

- Falta de camas para realizar los ingresos en el hospital ("output"). En muchos estudios esta es la causa más importante de saturación de los servicios de urgencias.

Por tanto, la calidad asistencial de los servicios de urgencias, influida y condicionada por las condiciones descritas anteriormente en las que se desarrolla el trabajo de estas unidades, tiene un amplio margen de mejora y de esta forma poder ir cumpliendo objetivos con respecto a la satisfacción del paciente que se encuentre hospitalizado[8].

Una reciente publicación de la National Confidential Enquiry into Patient Outcome and Death (NCEPOD) señalaba que más de un tercio de los pacientes atendidos en urgencias habían recibido un estándar de atención insuficiente desde la perspectiva clínica u organizativa y en el 7,1% de los casos la evaluación inicial fue considerada pobre o inaceptable. Dentro de esta calidad asistencial inadecuada se incluía entre otros muchos factores, aquel relacionado con la intimidad del paciente y la confidencialidad de la información proporcionada al paciente en los Servicios de Urgencias[8].

- Derechos y garantías de los pacientes atendidos en las diferentes áreas de una UUH relacionados con su intimidad y confidencialidad:

  - Recepción y admisión: espacio para la atención a los pacientes que acudan a la UUH, durante el proceso de admisión en el que se realiza la filiación, ingreso, etc. Es necesario un grado adecuado de privacidad, puede conseguirse mediante una distancia bien señalada para la espera de otras personas ante el mostrador de admisión[5].

  - Sala de triage: espacio destinado a la clasificación de los pacientes a fin de priorizar la atención urgente según su gravedad, así como el tiempo de espera y los recursos sanitarios necesarios. Es necesario que el diseño del local intente lograr unas condiciones de intimidad y confort acordes con la naturaleza de esta actividad, permitiendo la privacidad para un breve examen clínico y/o información confidencial y facilitando la inmediatez de la atención y la rotación de los pacientes[5].

  - Despachos polivalentes: con condiciones de privacidad suficientes para la toma de datos y atención a los pacientes y a sus acompañantes[5].

  - Box polivalente de exploración, diagnóstico y tratamiento: esta zona puede llegar a disponer de un conjunto de boxes más cerrados y otros abiertos (con cortinas en las zonas de paso), de manera que puedan llegar a atenderse a las necesidades de privacidad y conseguir un buen control por parte del personal que atiende la zona[5].

  - Sala de observación: en esta sala es fundamental que los pacientes dispongan de la suficiente intimidad que les permita estar aislados visualmente, sobre todo cuando se deben llevar a cabo las maniobras de exploración física necesarias, y sería deseable que este aislamiento permitiera también entrevistas en las que la anamnesis fuera lo más íntima posible[5].

- Box de reanimación del paciente crítico y emergencias: Destinado a la recuperación del paciente crítico con parada cardiorrespiratoria, politraumatismo o afección grave, cuya situación vital no permita demora en la asistencia sanitaria. Si este box tiene capacidad para atender, simultáneamente a dos o más pacientes, a ellos se podrá acceder desde cualquier lado y con separación mediante cortinas o mamparas permitiendo de este modo cierto grado de intimidad[5].

Los centros sanitarios adoptarán las medidas de organización, procedimientos y técnicas necesarias para garantizar la seguridad, confidencialidad e integridad de los datos referentes a la salud de los pacientes, así como para hacer efectivo el ejercicio de los derechos de acceso, rectificación y cancelación de los mismos[5].

2.3   UNIDAD DE CUIDADOS INTENSIVOS (UCI):

Las Unidades de Cuidados Intensivos (UCI), son lugares fundamentales donde se realiza la labor propia de la Medicina Intensiva (M.I.). Se define la (M.I.) como aquella parte de la Medicina, que se ocupa de los pacientes con una patología que haya alcanzado un nivel de severidad tal, que suponga un peligro vital, actual o potencial, susceptible de recuperabilidad[10].

No podemos olvidar en este análisis que estos enfermos, por la gravedad de su condición clínica no pueden ejercer temporalmente su libertad y durante su ingreso pueden llegar a perder el control sobre el ambiente, e incluso sobre su propia salud [10].

Los cuidados intensivos han ido evolucionado a raíz de la evidencia de que los pacientes con enfermedad o daño agudo que pone en peligro la vida, pueden ser mejor cuidados si son agrupados en áreas específicas del hospital[11].

La Unidad de Cuidados Intensivos (UCI) se define como una organización de profesionales sanitarios que ofrece asistencia multidisciplinar en un espacio específico del hospital, que cumple unos requisitos funcionales, estructurales y organizativos, de forma que garantiza las condiciones de seguridad, calidad y eficiencia adecuadas para atender pacientes que, siendo susceptibles de recuperación, requieren soporte respiratorio o que precisan soporte respiratorio básico junto con soporte de, al menos, dos órganos o sistemas; así como todos los pacientes complejos que requieran soporte por fallo multiorgánico. En 1961 un estudio canadiense mostró el impacto de esta unidad sobre la reducción de la mortalidad[11].

La UCI debe ubicarse, dentro del hospital, en una zona claramente diferenciada y con acceso controlado. Esta unidad, requiere una conexión espacial y funcional más directa con otros servicios del hospital tales como el bloque quirúrgico, urgencias, radiodiagnóstico, gabinetes de exploraciones funcionales centrales (hemodinámica, electrofisiología, etc), por lo que topológicamente su posición difiere respecto a la de las unidades de hospitalización polivalentes[11].

Existen diversos tipos de UCI en función de la especialidad y tipo de paciente atendido entre las que cabe destacar: pacientes postquirúrgicos, neurocirugía, cardiotorácica, quemados, pediatría, neonatología, trasplantes, inmunodeprimidos, y aquellos que requieren algún tipo de soporte mecánico y terapéutico especial[11].

La estructura física de la unidad deberá disponer de espacios adecuados para: acceso y recepción del familiar, sala de UCI: box de paciente y control de enfermería, apoyos generales de la unidad y personal. Se considera que el número de camas de la UCI no debe ser inferior a 6-8[11].

La Unidad de Cuidados Intensivos es un entorno impersonal y tecnológicamente invasivo. La normativa de la unidad y la estructura arquitectónica favorecen la pérdida de intimidad que resulta inherente a toda hospitalización[12].

Por ello, es de vital importancia, estar especialmente atentos al trato y al cuidado que se les ofrezca a aquellos pacientes que se encuentran con una alteración del nivel de conciencia o sedados (adaptación al ventilador mecánico) pues ellos no pueden protegerse por sí mismos. Ante estas situaciones, quizás sea necesario un mayor compromiso e implicación por parte de los profesionales sanitarios, de proteger la intimidad del enfermo ya que puede darse cierto relajamiento en aquellos casos en los que el paciente está ausente y no percibe si se está vulnerando o descuidando su derecho a la intimida[12].

No se consideran adecuados los pijamas en una UCI, puesto que, estas prendas dificultan la atención de enfermería y del resto de personal sanitario (manipulación de catéteres o conexión al VM), pero tampoco se considera motivo suficiente para tener a los enfermos en semidesnudez. Se debe reflexionar y pensar por un momento: ¿cómo se sentiría el paciente si despertara ahora y se viera?[12]

Por tanto, una de las prioridades de los profesionales sanitarios debe ser buscar la mejor estrategia que permita al paciente crítico no vulnerar los derechos de intimidad y confidencialidad, derivados de su propia autonomía, tal y como se plasma en el código ético de los profesionales. Estos derechos pueden vulnerarse en una unidad de cuidados intensivos, en especial en aquellas situaciones donde la persona se ve sobrepasada por la situación, ha perdido la capacidad de comunicarse o de decidir por sí misma.

La calidad asistencial ha ido paulatinamente situándose en el centro angular de la atención sanitaria, alcanzando en los últimos años un mayor protagonismo la seguridad del paciente como una de las dimensiones clave de la calidad. En el caso de la medicina intensiva, este interés es todavía más evidente, no sólo por su impacto social y económico, sino porque algunas de las dimensiones de la calidad cobran en el enfermo crítico un significado más intenso: pacientes más vulnerables, accesibilidad limitada, equidad en la distribución de recursos, evidencia científica escasa, eficiencia limitada[13].

La calidad asistencial puede definirse como "*el grado en que los servicios prestados a un individuo y a la población aumentan la probabilidad de obtener resultados de salud deseables y coherentes con el conocimiento actual de los profesionales*". O de forma más simple, la evaluación de la calidad reflejaría la discordancia entre los resultados que se deberían conseguir y los que verdaderamente se alcanzan[13].

En los servicios de medicina intensiva, la gravedad del enfermo crítico, las barreras de comunicación, la realización de un número elevado de actividades por paciente y día, la práctica de procedimientos diagnósticos y tratamientos invasivos, la cantidad y complejidad de la información utilizada, los traspasos y la necesidad del trabajo en equipo, entre otros, convierten a estas unidades en áreas de riesgo para la aparición de eventos adversos. Dichos eventos no solo constituyen un riesgo para los enfermos, sino que, además, representan un coste económico adicional, dañan a las instituciones y a los profesionales y erosionan la confianza de los enfermos en el sistema sanitario[13].

En estas áreas críticas se tiende a la despersonalización del paciente entre otras cosas por el corto tiempo de convivencia; el paciente y sus familiares tienden a creer más en las técnicas y en los equipos, que en el conocimiento diagnóstico o terapéutico. Así mismo al prolongar la vida en forma intervencionista (apoyo ventilatorio, hemodinámico, nutricional, etc.) se plantean entonces situaciones no conocidas hasta entonces[14].

Nos damos cuenta de que los pacientes no presentan sólo problemas biológicos sino también éticos, en la irrupción del paciente en la problemática moral del acto médico, el enfermo se transforma de objeto de deberes en sujeto de derechos. Por primera vez se comienza a pensar no sólo en la biología sino en la biografía del paciente[14].

La Bioética demanda que la valoración estrictamente técnica de los "hechos" científicos sea complementada con la estimación de los "valores" humanos del propio paciente y de sus familiares, es decir, que para el intensivista será la sustitución de la mentalidad intervencionista de limitarse principalmente a optimizar cada parámetro biológico alterado por otra actitud más racional dirigida al logro de los objetivos de la Federación Mundial de Sociedades de Medicina Intensiva[14]:

- Mantener una vida de calidad.
- Aliviar el sufrimiento.
- Evitar riesgos al paciente.
- Restaurar la salud.
- Respetar los derechos de los pacientes[14].
- Derechos y garantías de los pacientes atendidos en una UCI relacionados con su intimidad y confidencialidad:

El diseño estructural de la UCI ha ido sufriendo grandes cambios, alrededor de los años 60 la sala de recuperación post-anestésica se consideró el primer modelo de las unidades de cuidados intensivos. Dicha sala, presentaba estructuralmente un diseño abierto, con una mínima separación entra las camas con el fin de garantizar la mayor accesibilidad desde el control de enfermería. Esta estructura puede considerarse menos inapropiada cuando el paciente estaba fuertemente sedado y la permanencia en la unidad era de pocas horas, por ello la privacidad no se veía tan alterada para el paciente. En el momento en que el paciente recupera un cierto nivel de conciencia y la estancia en la unidad se prolonga se considera imprescindible garantizar un correcto nivel de privacidad[11].

A partir los años 70 aproximadamente, evidenciaron que el diseño de UCI abierta, producía tasas elevadas de infección nosocomial. Por ello, es a partir de ese momento cuando se desarrolla la sala de pacientes mediante habitación individual (box), permitiéndose de este modo, una mejor asistencia sanitaria al paciente en estado crítico, y manteniendo la privacidad en todo momento (sexo, patología, aislamiento acústico, infecciones, etcétera). El paciente requiere las condiciones de privacidad visual mientras se encuentra en algún proceso de tratamiento y/o asistencia de emergencia[11].

Respecto a los familiares y/o visitantes se debe garantizar unas condiciones ambientales y de privacidad adecuadas para proporcionar al familiar la información sobre el estado de salud del paciente[11].

3. PLANES DE CUIDADOS DE ENFERMERÍA

- La Hospitalización genera en el paciente y/o su familia diversos problemas por desconocimiento del medio hospitalario, separación con su entorno habitual, preocupación por su proceso de enfermedad y por los cambios laborales, sociales y familiares que puede desencadenar su situación. Por todo ello es preciso ofrecer una atención integral desde el momento del ingreso con el objeto de facilitar su adaptación, fomentar su participación y garantizar su comodidad y seguridad. Como población diana nos encontramos a aquellos pacientes que ingresan en Unidades de Hospitalización en general. Como profesionales sanitarios ante los pacientes hospitalizados, (independientemente del área o servicio en que se encuentren), debemos facilitar su adaptación al medio hospitalario, fomentar su participación e independencia y garantizar en todo momento su comodidad y seguridad[2].
- A continuación se presenta un plan de cuidados de enfermería para pacientes hospitalizados, exponiendo aquellos problemas de competencia exclusiva enfermera (taxonomía NANDA)[15], seleccionando los criterios de resultados (Taxonomía NOC)[16], y determinando las intervenciones y actividades que nos harán llegar a dichos resultados (Taxonomía NIC)[17].
- NANDA: GESTIÓN INEFICAZ DE LA PROPIA SALUD. (00078) Dominio 1. Definición: Patrón de regulación e integración en la vida cotidiana de un régimen terapéutico para el tratamiento de la enfermedad y sus secuelas que es insatisfactorio para alcanzar los objetivos relacionados con la salud[15].
- NOC:
- (1803) Conocimiento: proceso de la enfermedad.
- (1602) Conducta de fomento de la salud[16].
- NIC: (5602) Enseñanza: proceso de la enfermedad[17].
-
- NANDA: RIESGO DE INFECCIÓN. (00004). Dominio 11. Definición: Estado en el que un individuo presenta un riesgo aumentado de invasión por microorganismos patógenos[15].
- NOC:
- (1842) Conocimiento: Control de infección.
- (1814) Conocimiento: Procedimiento terapéutico[16].
- NIC:
- (6540) Control de infecciones.
- (6550) Protección contra las infecciones[17].

- NANDA: RIESGO DE DETERIORO DE LA INTEGRIDAD CUTANEA. (00047). Dominio 11. Definición: Riesgo de alteración cutánea adversa[15].
- NOC:
- (1101) Integridad tisular: piel y membranas mucosas.
- (0416) Perfusión tisular: celular[16].
- NIC:
- (0740) Cuidados del paciente encamado.
- (3540) Prevención de ulceras por presión.
- (3590) Vigilancia de la piel[17].
-
- NANDA: RIESGO DE ESTREÑIMIENTO. (00015). Dominio 3. Definición: Riesgo de sufrir una disminución de la frecuencia normal de defecación acompañado de eliminación difícil o incompleta de las heces[15].
- NOC: (0501) Eliminación intestinal[16].
- NIC:
- (0450) Manejo del estreñimiento/impactación.
- (1100) Manejo de la nutrición.
- (2080) Manejo de líquidos.
- (0430) Manejo intestinal[17].
-
- NANDA: DÉFICIT DE AUTOCUIDADO: BAÑO/ HIGIENE. (00108). Dominio 4. Definición: Estado en la que una persona presenta una incapacidad trastornada para realizar o completar actividades de baño e higiene[15].
- NOC:
- (0300) Autocuidados: actividades de la vida diaria.
- (0301) Autocuidados: baño[16].
- NIC: (1801) Ayuda con los autocuidados: baño/ higiene[17].
-
- NANDA: DÉFICIT DE AUTOCUIDADO: ALIMENTACIÓN. (00102). Dominio 4. Definición: Estado en la que una persona presenta una incapacidad trastornada para realizar o completar actividades de alimentación[15].
- NOC: (0303) Autocuidados: comer[16].
- NIC: (1803) Ayuda con los autocuidados: alimentación[17].
-
- NANDA: INTOLERANCIA A LA ACTIVIDAD. (00092). Dominio 4. Definición: Insuficiente energía fisiológica o psicológica para tolerar o completar las actividades diarias exigidas o deseadas[15].
- NOC:
- (0005) Tolerancia de la actividad.

- (0007) Nivel De Fatiga[16].
- NIC:
- (0200) Fomento del ejercicio.
- (0180) Manejo de la energía[17].
-
- NANDA: INSOMNIO. (00095). Dominio 4. Definición: Trastorno de la cantidad y calidad del sueño que deteriora el funcionamiento[15].
- NOC:
- (0004) Sueño.
- (0003) Descanso[16].
- NIC:
- (1850) Mejorar el sueño.
- (5820) Disminución de la ansiedad.
- (6482) Manejo ambiental: confort[17].
-
- NANDA: CONOCIMIENTOS DEFICIENTES. (00126). Dominio 5. Definición: Carencia o deficiencia de información cognitiva relacionada con un tema específico[15].
- NOC:
- (1803) Conocimiento: proceso de la enfermedad.
- (1814) Conocimiento: procedimiento terapéutico[16].
- NIC:
- (5618) Enseñanza: procedimiento/tratamiento.
- (5602) Enseñanza: proceso de la enfermedad[17].
-
- NANDA: DISCONFORT. (00214). Dominio 12. Definición: Percepción de falta de tranquilidad, alivio, y trascendencia en las dimensiones física, psicosocial, ambiental y social[15].
- NOC:
- (2002) Bienestar personal.
- (2008) Estado de comodidad[16].
- NIC: (6482) Manejo ambiental: confort[17].
-
- NANDA: ANSIEDAD. (00146). Dominio 9 Definición: Sensación vaga e intranquilizadora de malestar o amenaza acompañada de una respuesta autonómica (el origen de la cual con frecuencia es inespecífico o desconocido para el individuo); sentimiento de aprensión causado por la anticipación de un peligro. Es una señal de alerta que advierte de un peligro inminente y permite al individuo tomar medidas para afrontar la amenaza[15].
- NOC:

- (1211) Nivel de ansiedad.
- (1402) Autocontrol de la ansiedad[16].
- NIC:
- (5820) Disminución de la ansiedad.
- (6040) Terapia de relajación simple.
- (4920) Escucha activa.
- (1850) Mejorar el sueño[17].
-
- NANDA: AFRONTAMIENTO INEFICAZ. (00069) Dominio 9 Definición: Incapacidad para formular una apreciación valida de los agentes estresantes, elecciones inadecuadas de respuestas practicadas y/o incapacidad para utilizar los recursos disponibles[15.]
- NOC:
- (1300) Aceptación de estado de salud.
- (1305) Modificación psicosocial: cambio de vida[16].
- NIC:
- (5230) Aumentar el afrontamiento.
- (5270) Apoyo emocional.
- (5820) Disminución de la Ansiedad.
- (7370) Planificación del alta[17].
-
- NANDA: TEMOR. (000148). Dominio 9. Definición: Respuesta a la percepción de una amenaza que se reconoce conscientemente como peligro[15].
- NOC:
- (1210) Nivel del Miedo.
- (1404) Autocontrol del miedo[16].
- NIC: (5380) Potenciación de la seguridad[17].

4. INTIMIDAD

Con frecuencia intimidad y confidencialidad son términos que se utilizan como sinónimos, sin embargo interesa, en la medida de lo posible, su diferenciación.

La literatura describe la intimidad como un término que tiene aspectos y connotaciones diferentes, vamos a destacar algunas de ellas:

En el diccionario de la Real Academia de la Lengua Española el término intimidad significa: *"zona espiritual, íntima y reservada de una persona o de un grupo, especialmente de una familia"* [18,19].

Diego José García Capilla dice que*: "la intimidad no está constituida por el llamado mundo de los hechos, sino por el mundo de los valores"* [20].

Julián Marías distingue varias formas de intimidad: Intimidad interpersonal, intimidad como privacidad compartida e intimidad intrapersonal en el ámbito estricto de lo íntimo [21].

El concepto de vida privada es muy amplio, genérico e incluye a todo aquello que no es o que no se quiere que sea del normal conocimiento. Dentro de ello existe un núcleo que protegemos con más fuerza y que entendemos que es esencial para nosotros, a esto le llamamos intimidad[22].

La protección de la intimidad se hace efectiva mediante el respeto a la privacidad, término con el que definimos todo aquello que por derecho excluimos del acceso y conocimiento no autorizado a los demás, incluido el Estado[22].

4.1 DERECHO A LA INTIMIDAD:

El derecho a la intimidad es un derecho subjetivo, de defensa de una parte de nuestra vida que queremos mantener reservada, y de la que tenemos plena disposición[22].

La intimidad como derecho humano aparece a lo largo del siglo XX, y en la legislación española no está contemplado como tal derecho más que a partir de la Constitución del año 1978. Es un derecho positivo, que se encuentra recogido en el artículo 18.1 de la Constitución Española: *"se garantiza el derecho al honor, a la intimidad personal y familiar y a la propia imagen"*. Con él intenta protegerse todo aquello que forma parte del dominio privado e íntimo de las personas, como la vida privada, el domicilio, la correspondencia, el honor, la reputación, etc[23]. Una correcta atención sanitaria solo es concebible si se fundamenta en el respeto a los Derechos Humanos. Sobre esta base ética se sustenta el respeto a la dignidad humana, de la que es un componente esencial la intimidad de la persona, por ello, la Declaración Universal de los Derechos Humanos de 1948 (art.12): *"reconoce y trata de proteger la intimidad e implantar el respeto que merecen todas las personas independientemente de la condición social, sexo o religión"*[24].

Ambos artículos tratan la intimidad como un derecho fundamental del individuo, y como tal, está fuertemente custodiado en nuestro ordenamiento jurídico, que contempla importantes sanciones económicas, inhabilitación profesional e incluso cárcel para quien lo vulnere (Código Penal, arts.197-201)[24].

El artículo 5.1. de la Ley 44/2003, de 21 de noviembre, de ordenación de las profesiones sanitarias, establece que los profesionales sanitarios tienen el deber de respetar la personalidad, dignidad e intimidad de las personas a su cuidado, debiendo respetar la participación de los mismos en la toma de decisiones que les afecten. El artículo 10 de la Ley 14/1986, de 25 de abril, al regular los derechos de los usuarios, se refiere expresamente al respeto a la intimidad, a la confidencialidad de toda la información relacionada con su proceso y al consentimiento del interesado respecto a la aplicación de actividades docentes y de investigación[25].

El artículo 7.1 de la ley 41/2002, de 14 de noviembre, básica reguladora de la autonomía del paciente y de derechos y obligaciones en materia de información y documentación clínica, que establece que: *"toda persona tiene derecho a que se respete el carácter confidencial de los datos referentes a su salud y a que nadie pueda acceder a ellos sin previa autorización amparada en la Ley"*. Esta Ley es específica del sector sanitario por lo que debe ser de fácil acceso y conocimiento por todo el personal en formación[25].

Debido al importante crecimiento en la formación y la investigación por titulados de todos los niveles relacionados con las ciencias de la salud, tanto los profesionales sanitarios como el personal en formación están en constante acceso a aspectos íntimos de las personas, por ello, ante esta situación han sido diversas las instituciones que como el Defensor del Pueblo o la Comisión de Recursos Humanos del Sistema Nacional de Salud, han considerado necesario el desarrollado de un protocolo mediante el que se determinan pautas básicas destinadas a asegurar y proteger el derecho a la intimidad del paciente y el derecho a la confidencialidad de los datos por parte de los alumnos y residentes en Ciencias de la Salud. Las instituciones sanitarias deberán informar a los alumnos y residentes de especialidades en ciencias de la salud, sobre las medidas de protección de datos de carácter personal cuando se usen dispositivos electrónicos, esta información no se podrá compartir en ningún caso. Tanto residentes como alumnos están sometidos al deber de confidencialidad/ secreto, no solo durante la estancia en el Centro sanitario en el que se esté formando sino también una vez concluida la misma, sin que dicho deber se extinga por la defunción del paciente. Dicho deber de confidencialidad no solo afecta a los "datos íntimos" del paciente, sino también a los datos biográficos del paciente y de su entorno[25].

En el ámbito de la salud, los denominados principios éticos clásicos de no-maleficencia (deber de no dañar de los profesionales) y respeto por la autonomía del paciente muestran una clara evidencia de nuestra convicción general de que existen libertades y derechos específicos para todos. Esta perspectiva fundamental, llevada a la realidad del cuidado de la salud, podría quedar reflejada en la definición de cuidar como la confianza que el paciente deposita en el cuidador sobre aspectos de su vida íntima, con plena seguridad qué sólo se usarán dichos aspectos en aquellos casos que tengan como fin proteger su vida física o recuperar su salud. Esto hace referencia a un fundamento ético basado en el deber de lealtad de los profesionales sanitarios[26].

La responsabilidad de cuidar no deberá interpretarse como un derecho para actuar contra los deseos de los pacientes sobre su persona, lo que nos lleva directamente al derecho fundamental del respeto por su intimidad y su privacidad. En la profesión del cuidado de los pacientes, la importancia de la responsabilidad ética es particularmente evidente en las desigualdades existentes entre cuidadores y pacientes, estando éstos en una situación de dependencia impuesta por la enfermedad[26].

En cualquier caso, la intimidad resulta más sencilla de describir que de definir. Lo que los seres humanos tienen derecho a considerar íntimo y personalísimo, y por tanto protegible mediante un derecho humano, es el mundo de sus valores propios, religiosos, culturales, políticos, económicos, etc. Tiene la condición de íntimo todo aquello que los seres humanos valoramos como íntimo, y que por ello consideramos que no tiene por qué estar expuesto al escrutinio público[26].

El respeto a la intimidad del paciente se extiende a todos aquellos profesionales sanitarios que (integrados en marcos institucionales y organizativos muy complejos) intervienen en la atención sanitaria[27].

Como se puede observar, se han llevado a cabo numerosos intentos para poder ofrecer una única definición del derecho a la intimidad, y todos ellos han establecido una relación directa entre la dimensión más interior (la esencia que lo define y lo diferencia de los demás) y cercana de la persona y este bien jurídico. Este bien jurídico se relaciona con el modo de ser de la persona, sustraído a la intromisión de terceros, debido a que su divulgación o revelación le ocasionaría como ser humano una perturbación en su dignidad y un deterioro a su desarrollo individual[27].

El Decreto 246/2005, de 8 de noviembre, por el que se regula el ejercicio del derecho de las personas menores de edad a recibir atención sanitaria en condiciones adaptadas a las necesidades propias de su edad y desarrollo. El término menor, que se aplica a personas con menos de 18 años en nuestra legislación. Aunque existen una serie de derechos reconocidos y comunes a las personas menores de edad, es necesario que la atención sanitaria y los recursos que se utilicen en su atención integral tengan en cuenta su edad, su género, su personalidad, y sus condiciones socioculturales. Debemos tener en cuenta que las diferentes capacidades y peculiaridades de la vida del menor de edad, determinan su forma de enfermar, así como su reacción ante la enfermedad que padece y la situación que provoca el internamiento hospitalario. Las personas menores de edad que padecen una determinada enfermedad hacen que se encuentren en una situación de máxima debilidad, tanto física como psicológica. Por tanto, es conveniente adoptar diversos sistemas de tratamiento que, en cada caso, permitan una mínima ruptura con su vida cotidiana y en caso de ingreso del menor adoptar mecanismos que permitan el mayor contacto posible de la persona menor a las personas y a las actividades que forman su vida natural y habitual, garantizando en todo momento su derecho a la salud y sus derechos como parte de la ciudadanía menor de edad[28].

El Estatuto de Autonomía para Andalucía en su Artículo 4, hace referencia al derecho de las personas menores de edad a la intimidad[28].

1. En relación con los derechos de las personas menores de edad en Andalucía, los profesionales sanitarios y no sanitarios están obligados a[28]:

a) Respetar su personalidad, dignidad humana e intimidad en el tratamiento y la estancia.

b) Respetar y proteger la confidencialidad de toda la información relacionada con su proceso asistencial y, en especial, con sus datos de carácter personal y relativos a su salud.

c) Respetar su libertad y la de su familia, de profesar cualquier religión o creencia, así como sus valores éticos y culturales, siempre que no pongan en peligro la vida de la persona menor de edad o la salud pública, en cuyo caso se atenderán a lo dispuesto por la legislación vigente.

d) Proteger a las personas menores de edad en su integridad física y psíquica ante la sospecha o detección de violencia de género, malos tratos y abusos físicos, psíquicos o sexuales, incluida la mutilación genital a niñas y cualquier práctica cultural o tradicional que perjudique su integridad, y a poner estas situaciones, así como las de abandono o desamparo, en conocimiento de los Órganos competentes de la Administración de la Junta de Andalucía en materia de protección de menores y de la Autoridad Judicial o del Ministerio Fiscal.

2. El respeto a la personalidad, dignidad humana e intimidad de la persona menor y el respeto a su libertad y la de su familia a profesar cualquier religión o creencia, así como sus valores éticos y culturales, se hará siempre y cuando no implique discriminación o subordinación por razón de sexo y atente contra la igualdad de oportunidades entre mujeres y hombres[28].

3. Las personas menores de edad en situación de riesgo social serán objeto de atención especial y programas específicos, si fuera preciso, en los que se adapten los procedimientos y los espacios de atención para abordar integralmente sus necesidades, teniendo presente el principio de igualdad de oportunidades entre mujeres y hombres[28].

4. La dirección de los centros sanitarios velará para que la captación de imágenes de las personas menores de edad, respete, en todo momento su dignidad y cuente con el consentimiento otorgado al efecto por ellos mismos o, subsidiariamente, con el consentimiento de su padre y madre, de sus tutores o de sus representantes legales, en los términos establecidos por la legislación vigente, debiendo además contar con las autorizaciones legales correspondientes[28].

5. En todos los supuestos, se evitará la identificación de la persona menor[28].

Artículo 5. Derecho a la información.

1. Las personas menores de edad tienen derecho a conocer, con motivo de cualquier actuación en el ámbito de su salud, toda la información disponible sobre la misma, en términos adecuados a su edad, desarrollo mental, madurez, estado afectivo y psicológico, a excepción de los supuestos que prevea la normativa vigente. Serán tenidos en cuenta la opinión y deseos del padre y de la madre o de los tutores y las tutoras respecto a la cantidad y forma de la información que recibirá la persona menor edad[28].

2. Los profesionales sanitarios responsables de la persona menor de edad garantizarán el cumplimiento del derecho a la información del paciente menor de edad y de su padre y madre o representante legal. Se considerará que el padre y la madre tienen derechos y obligaciones iguales respecto de la persona menor, salvo que se acredite documentalmente que el ejercicio de la patria potestad corresponde exclusivamente al padre o a la madre[28].

3. El derecho a la información del paciente menor de edad podrá restringirse excepcionalmente por criterio facultativo, de acuerdo con el criterio del padre y de la madre, ante la posibilidad de que esta información pueda, por razones objetivas, perjudicar gravemente a su estado de salud, prevaleciendo en caso de conflicto la opinión de los padres de la persona menor de edad. Llegado este caso, el personal facultativo dejará constancia razonada de las circunstancias en la historia clínica y comunicará su decisión al padre y la madre o representantes legales[28].También mencionar la ley 14/2007, de 3 de Julio, de Investigación biomédica[29].

A continuación, vamos a exponer algunas situaciones concretas de vulnerabilidad para el paciente, provocando en él, la pérdida de su privacidad, ocasionándole un daño éticamente inaceptable. Entre ellas destacamos[30]:

- Pacientes que sufren limitaciones en su capacidad para tomar decisiones:

Éstos son quienes pueden resultar más dañados y vulnerables en sus derechos básicos, por ello, es necesario que se valore adecuadamente su capacidad para, en función de ella, garantizar una adecuada participación en la toma de decisiones y en la protección de sus derechos[30].

- La condición de enfermo/a:

Esta condición aumenta la vulnerabilidad del paciente de sufrir la exposición de su intimidad. Por ello, los profesionales sanitarios que participan en la atención sanitaria, tienen la obligación y el deber ético de cuidar e impedir el daño a la intimidad del paciente. Esto conlleva, acciones tales como: el deber de obtener el consentimiento del paciente para acceder a su intimidad y la limitación de este acceso a lo mínimo e imprescindible en función de la atención prestada en cada momento[30].

- Personas que se encuentran en condición de vulnerabilidad social:

Estas personas se encuentran más expuestas a un riesgo de intromisión de su intimidad de manera injustificada. Por ello, los profesionales sanitarios, guiados por criterios de justicia distributiva, deben centrar sus actuaciones en evitar ese riesgo, para alcanzar, en la atención a esas personas, el mismo nivel de protección de su intimidad que el de los demás pacientes[30].

Debemos tener en cuenta la cantidad de pacientes que se encuentran en condiciones de vulnerabilidad por diversos motivos (duración de la estancia en centros sanitarios, accesos a los mismos para intervenciones, características culturas y sociales), con el objetivo de asegurar que estos pacientes sean identificados y tratados de forma adecuada[30].

Durante la atención sanitaria por parte de los profesionales, el daño a la intimidad de la persona debe reducirse al mínimo inevitable.

Existen una serie de circunstancias en las que el deber de la protección de la intimidad está limitado, tales como:

- La obligación de prevenir el daño injusto a otras personas y que para dicha prevención el único medio razonable es la vulneración de la intimidad.
- Cuando la persona carece de capacidad para la toma de decisiones, prestando especial atención a todas las salvaguardas previstas para preservar su mejor interés.
- Situaciones de necesidad o privilegio terapéutico[30].

Por ello, el derecho a la intimidad puede verse limitado en algunas circunstancias. En el terreno sanitario se plantea vulnerar la intimidad de un paciente cuando se pretende evitar un daño a terceros, a él mismo, o por imperativo legal[31].

- Intervenciones (NIC) dirigidas a etiquetas diagnósticas relacionadas con la intimidad del paciente:

  - Diagnóstico NANDA: Ansiedad[15].
    - o Intervención (NIC): 7310. Cuidados de enfermería al ingreso. Definición: facilitar el ingreso del paciente en un centro sanitario. Proporcionando la intimidad adecuada para el paciente, familia y seres queridos[17].

  - Diagnóstico NANDA: Déficit de autocuidados: uso del WC[15].
    - o Intervención (NIC): 1804. Ayuda con los autocuidados: aseo (eliminación). Definición: ayudar a otra persona en las eliminaciones. Se deber considerar en todo momento la respuesta del paciente a la falta de intimidad[17].

  - Diagnóstico NANDA: Conocimiento deficientes[15].
    - o Intervención (NIC): 7310. Cuidados de enfermería al ingreso. Definición: facilitar el ingreso del paciente en un centro sanitario. Proporcionando la intimidad adecuada para el paciente, familia y seres queridos[17].

- Intervenciones utilizadas para el rol de colaboración sobre la intimidad: Intervención (NIC): 7680. Ayuda en la exploración. Definición: proporcionar ayuda al paciente y al cuidador durante un procedimiento o examen. Para ello, es necesario e imprescindible crear un ambiente de intimidad para el paciente[17].

5. CONFIDENCIALIDAD

Confidencialidad deriva etimológicamente de "fidelidad" en el sentido del deber que se debe hacia otro. En Medicina y en general en las ciencias de la salud, la confidencialidad hace referencia al uso limitado de la información clínica y social que tiene el personal sanitario del paciente[32]. El término confidencialidad, de acuerdo con la Real Academia Española, está estrechamente ligado a la intimidad de la información: "Cualidad de confidencial, que se hace o se dice en confianza o con seguridad recíproca entre dos o más personas"[18].

2.1 DERECHO A LA CONFIDENCIALIDAD:
Vamos a poner de ejemplo de derecho a la confidencialidad del paciente, la Historia Clínica; dicho historia es suya, por tanto, no podemos por el simple hecho de encontrarse enfermos airear su intimidad, debido a que los profesionales sanitarios utilizan, custodian y acceden a la historia clínica con total libertad. También se incluye en este derecho todo aquello que los pacientes nos cuentan confidencialmente, (mayormente son las enfermeras aquellas que debido a la proximidad con el paciente y por la confianza que depositan en ellas en momentos de soledad o desesperación, las que reciben mayor información confidencial)[33].

- CONFIDENCIALIDAD EN EL ÁMBITO PROFESIONAL[34]:
Según la Ley 41/2002 en su Art.7, toda persona tiene derecho a que se respete el carácter profesional de los datos referentes a su salud, y a que nadie pueda acceder a ellos sin previa autorización amparada por la ley. Los centros sanitarios adoptaran las medidas oportunas para garantizar el mencionado derecho[34].

El Código Penal 1995 especifica, la violación de este derecho en materia de salud es castigada con importantes sanciones económicas, inhabilitación profesional e incluso cárcel. (6 meses)[34].

Además, es de obligado cumplimiento la promesa ética de los médicos, siguiendo, el Juramento Hipocrático: Todo lo que haya sido visto u oído durante la cura o fuera de ella en la vida común, lo callare y conservaré siempre como secreto, si no me es permitido decirlo[34].

- LA CONFICENCIALIDAD EN LA ACTIVIDAD ASISTENCIAL[34]:
Según la Ley 41/2002 de 14 noviembre "toda persona tiene derecho a que se respete el carácter confidencial de los datos referentes a su salud y a que nadie pueda acceder a ellos sin previa autorización amparada por la Ley. Los centros sanitarios adoptaran las medidas oportunas para garantizar el mencionado derecho".

- El titular del derecho a la información es el paciente. También las personas vinculadas a él en medida que el paciente lo permita expresamente.
- El derecho a "no saber" y la confidencialidad en torno a las enfermedades: se debe respetar la voluntad de un paciente si éste expresa su deseo de no conocer los datos de su enfermedad.
- El acceso a los datos clínicos debe limitarse a aquellos profesionales que intervengan en Atención sanitaria. Deberá autorizarlo expresamente, tiene derecho a saber quién ha accedido a sus datos sanitarios.
- La responsabilidad del cuidado y seguimiento de los aspectos de confidencialidad corresponde a la administración.(Auditoría)[34].

- **LA CONFIDENCIALIDAD EN LA DOCUMENTACIÓN CLÍNICA[34]:**

La Ley 41/2002 de 14 de noviembre, básica reguladora de la autonomía del paciente y de derechos y obligaciones en materia de información y documentación clínica completa las previsiones que la Ley General de Sanidad enunció cómo principios generales y trata con profundidad todo lo referente a la información clínica generada en los centros asistenciales. El acceso a dicha documentación clínica puede ser por las siguientes partes implicadas:

- Acceso por parte del usuario o representante acreditado (en los casos de menores, incapaces y fallecidos.)
- Los profesionales implicados en estudios de investigación, epidemiológicos o docencia tienen acceso a la historia clínica del paciente salvaguardando la transmisión de cualquier dato que pueda identificar al enfermo, salvo que el paciente haya dado su consentimiento.
- Por parte de la administración de justicia. Existe acceso a: El contenido de los comunicados o partes al juzgado. El acceso debe realizarse a través de las áreas asistenciales desde donde se genere la atención (urgencias hospitalización, etc.).
- Por parte de la Administración Sanitaria, para llevar a cabo, funciones de inspección. Tienen derecho al acceso a toda la Historia Clínica con finalidad de comprobar la calidad asistencial, el cumplimiento de los derechos de los pacientes o cualquier obligación del centro con los pacientes o Administración Sanitaria.
- Por parte de las Compañías aseguradoras. La petición de documentación deberá solicitarla a través del paciente, quien deberá estar debidamente identificado e informado.[34]

No debemos olvidar que el personal sanitario no trata con cuerpos sin más, sino con seres corpóreos, por ello es de especial importancia respecto al enfermero el trato que se dé al cuerpo y preservar la información facilitada por él[12].

A continuación, se va a exponer algún ejemplo donde se muestra determinadas situaciones en las que no se conserva o protege el derecho a la confidencialidad del paciente, tales como[12]:

- La existencia de ascensores de uso común para los profesionales sanitarios y el resto de público en general (pacientes, familiares, acompañantes, etc), hace necesario extremar la precaución en todo momento de no discutir o debatir los casos de los pacientes en su interior, debido a que esta situación es más probable de lo que se pueda imaginar. Un estudio llevado a cabo en el Hospital St. Michael de Toronto identificó un total de dieciocho comentarios realizados por el personal sanitario que ponían en peligro la confidencialidad del paciente, éstos se produjeron en trece viajes de ascensor, sobre un total de ciento trece viajes. Respecto a dichos comentarios, ocho de ellos, fueron hechos por médicos, y para mayor pérdida de privacidad, en cuatro ocasiones usaron el nombre del paciente delante de terceras personas ajenas al personal sanitario. En dicho estudio, fueron los alumnos de medicina, los únicos que llevaron a cabo dos intervenciones para cambiar el tema de la conversación y de este modo preservar la confidencialidad de los datos del paciente[12].

Por todo ello, está en manos del personal sanitario preservar el derecho a la privacidad y confidencialidad del paciente en todo momento[12].

6. PERSEVACIÓN DE LA INTIMIDAD

En la actualidad, nos encontramos, ante una situación donde por suerte son valorados aspectos tales como: la autenticidad, la sencillez y la naturalidad, pero en el que desafortunadamente también se ha ido olvidando poco a poco el sentido del pudor; por ello los profesionales sanitarios no podemos dejar de lado ni mucho menos aquello que con pequeñas pero constantes acciones supondría un beneficio para el paciente, haciéndole ver que estamos protegiendo y no vulnerando unos de sus principales valores humanos, la intimidad[35].

Por ello, es de vital importancia no dejar a un lado el sentido del pudor, es decir, debemos concienciar y enseñar al paciente a que identifique y perciba aquellas situaciones perjudiciales que ponen en peligro su propia intimidad[12].

El sentido del pudor hace referencia a aquella acción positiva que protege y mantiene la intimidad: "es el gesto y la reacción espontánea de lo íntimo", se trata de un hábito estrechamente unido a la persona, esto se percibe claramente en pacientes que presentan un daño neurológico severo, ya que, sólo muestran respuesta frente a la presencia de estímulos dolorosos, sin embargo, detectamos actitudes tales como coger la sábana que ha sido retirada para examinarlo para poder cubrirse; también es llamativo como los pacientes que sufren demencia tipo Alzheimer, en ocasiones se oponen a ser aseados por terceras personas[12].

Por todo ello, el pudor no es una represión, tal y como nos ha querido hacer ver el psicoanálisis, tampoco es un acto reflejo. El pudor, "Tiene una fuerte relación con la dignidad, pues acentúa la reserva de la intimidad, nos hace poseerla más intensamente, ser más dueños de nosotros mismos. El pudor es una manifestación de la libertad humana aplicada al propio cuerpo"[12].

En lo relativo a la exposición por parte de profesionales sanitarios de casos clínicos sobre determinadas cuestiones de salud es necesario: mencionar sólo lo que sea estrictamente necesario y, si no tiene relación con el cuadro clínico, se deben preservar datos tales como hábito sexual, enfermedades de transmisión sexual, condición de abandono o violencia intrafamiliar, entre otras cuestiones[12].

En determinados casos en los que se considere necesario publicar ciertos antecedentes o datos personales, será necesario solicitar antes autorización al interesado y usando las debidas precauciones para que no sea factible identificar al enfermo[12]. *R. Yepes dice que: "la manera quizá más grave de desposeer a las personas de su dignidad intrínseca es violar su intimidad. El pudor, al proteger y mantener latente nuestra intimidad (éste es su objetivo), aumenta el carácter libre de la manifestación hacia fuera de lo que somos y tenemos. Lo íntimo es libremente donado porque es previamente poseído[12]."*

Esta reflexión hace que los profesionales sanitarios sean conscientes que los pacientes no son "de nuestra propiedad", y la necesidad de invertir nuestro tiempo en pedir su consentimiento antes de compartir información íntima y confidencial[12].

R. Yepes también comenta: "Por ser el cuerpo parte de la intimidad, el pudor se muestra entonces como resistencia a la desnudez, como una invitación a buscar a la persona más allá de su cuerpo. Mediante el acto y el gesto pudoroso, tan cercano aquí a la vergüenza, la persona expresa una negativa a que su cuerpo sea tomado, por así decir, sin la persona que lo posee, como una simple cosa"[12].

El paciente es totalmente consciente de que es imprescindible para alcanzar un diagnóstico y tratamiento adecuado, es necesario "exponer" su desnudez en virtud de un examen físico. Sin olvidar en ningún momento, buscar el punto medio de forma que no se vulnere el pudor del paciente. Algunas medidas para preservar este pudor son: tener un número reducido de pacientes por sala (en muchos hospitales la capacidad es de ocho camas o más). Idealmente, se debe contar con una sala de procedimientos, o al menos suficientes biombos para realizar algunos procedimientos en la misma sala (tacto rectal, administración de enemas, paciente en reposo absoluto que necesita recipiente para evacuar, aseo de paciente en cama)[35].

7. PERCEPCIÓN DE LA INTIMIDAD

7.1 PERCEPCIÓN DE LA INTIMIDAD POR EL PACIENTE:

Investigar la percepción de los pacientes hospitalizados es un proceso complejo ya que depende de las características específicas de este (su cultura, expectativas, factores personales), así como de experiencias previas y de la propia enfermedad[35].

Con fines metodológicos, la percepción del paciente hospitalizado fue evaluada mediante tres elementos[36]:

a) Técnico, conjunto de elementos que forman parte del proceso de prestación de servicios de salud, refiriéndose a la adecuación de la asistencia que se presta, la capacidad de los profesionales y los avances científicos.

b) Interpersonal, relación entre el profesional y el paciente con respeto a sus derechos recibiendo la información completa con amabilidad y ética.

c) Confort, refiriéndose a las condiciones de comodidad que se ofrece en el ámbito hospitalario, aquellas circunstancias que permiten al paciente sentirse a gusto.

La hospitalización es una situación que provoca un estado de estrés en la persona, y produce alteraciones en su estado de bienestar, las cuales pueden estar relacionadas directa e indirectamente con la enfermedad diagnosticada, y por este motivo es necesario aumentar la comodidad del ambiente físico para el paciente y familiar, para de este modo, disminuir la ansiedad causada por la hospitalización. La mejora en el ambiente hospitalario influye positivamente en la percepción del paciente con respecto al cuidado recibido por el personal sanitario, lo que llevará a plantear mejoras en la organización, para conseguir un ambiente confortable e íntimo para los pacientes y familiares[36].

Vamos a centrarnos en explorar las percepciones y experiencias de los pacientes ingresados en cualquier área del ámbito hospitalario. Es indispensable el preservar la intimidad en todos los ámbitos de la asistencia al enfermo, este aspecto ha sido claramente abordado por M. Durán Escribano, *"relaciona el cuidado enfermero con la intimidad de la persona afirmando que el valor de la ética del cuidado está en saber que existe la intimidad de la persona cuidada y respetarla"*[19].

El Sistema Nacional de Salud informa que: los pacientes deben disponer en la sala de Observación del Servicio de Urgencias (tanto cama como sillones), de la suficiente intimidad que les permita estar aislados visualmente, sobre todo cuando se deben llevar a cabo maniobras de exploración física y sería deseable que este aislamiento permitiera entrevistas en las que la anamnesis fuera lo más íntima posible[5].

Adecuación y accesibilidad de los Servicios, competencia profesional, seguridad, comodidad, relaciones personales, satisfacción del usuario y del profesional, son los elementos de la calidad, dimensiones facilitadoras del entorno adecuado para que se cumplan las condiciones que garanticen el derecho a la intimidad.

Se puede observar que la percepción del personal de enfermería acerca de la intimidad del paciente está reflejada en alguna publicación[37], sin embargo pocos estudios han sido realizados desde la perspectiva del paciente, siendo ésta un elemento que consideramos clave.

Este estudio pretende conocer como los pacientes en el ámbito hospitalario perciben que se les garantiza su derecho a la intimidad. Identificando los factores que intervienen para preservarla, de los que mencionamos: Tanto el espacio físico, como el emocional, la imagen corporal, la confidencialidad de sus datos, y la comunicación entre él con su familia y con los profesionales, así como la comunicación entre sanitarios, con el objetivo de conocer cuál es la realidad del paciente y si se cumplen sus derechos[38].Intentando que éstos alcancen un grado de independencia y autonomía, salvaguardando y garantizando su propia intimidad.

Los aspectos más valorados por los pacientes en el entorno hospitalario son: la información, el trato, la intimidad, los medios técnicos, la rapidez de la atención, el tiempo de espera y la existencia de especialistas[39].

Los pacientes admiten que sufren molestias y vergüenza ante la desnudez y tacto corporal, sobre todo de partes íntimas, señalando factores de comportamiento que contribuyen o no para la protección de la intimidad física[39].

Los pacientes refieren: *"relacionan la intimidad con desnudez y ello les proporciona un sentimiento de desprotección, la vulnerabilidad es otro de los sentimientos compartidos por algunos de los participantes"*[19].

En cuanto al diseño arquitectónico, *"demandan tener un espacio individual para preservar su intimidad y no tener que compartir la incomodidad física y psíquica que comporta su dolencia, algunos participantes refieren que el uso de medidas de aislamiento provisionales, como el biombo, o las cortinas, aumenta su grado de intimidad"*[19].

"Aseguran que existe un problema de espacio en general. Indican que las estructuras arquitectónicas no favorecen las condiciones para el manejo adecuado de la información en un ambiente de respeto a la confidencialidad"[40].

Respecto a la confidencialidad *"destacan que en los hospitales se informa delante de terceras personas. Admiten que parte de culpa la tienen los familiares de los usuarios ya que hacen preguntas a los profesionales en las zonas donde otras personas pueden oír. Aceptan que si la situación del usuario es grave prima más el estar informado que la confidencialidad. Respecto a facilitar información clínica a terceros, coinciden en que no se debe dar"*[40].

Las evidencias más actuales [39,40,41] hacen referencia a que existe recomendación fuerte acerca de que la comunicación entre profesionales debe realizarse en un lugar en el que se pueda preservar la intimidad del paciente y la confidencialidad de la información aportada, lejos del paso de otros profesionales ajenos a la asistencia, libre de ruidos y/o interrupciones que dificulten la comunicación, existiendo una evidencia muy baja al respecto[40], la percepción de los pacientes de la privacidad o confidencialiad está fuertemente relacionada con la satisfacción que tienen en el Servicio donde recibe la atención sanitaria [41,42].

A continuación, vamos a profundizar en las experiencias, vivencias, gustos, expectativas y opiniones de los pacientes relacionadas con el concepto de intimidad, obteniéndose dichas respuestas mediante entrevistas, con una serie de preguntas abiertas sobre la intimidad basado en las necesidades básicas de Virginia Henderson[43].

- Necesidad de Eliminación:

Los pacientes que tienen que compartir el baño con alguien que no conocen sienten cierto pudor. Aquellos pacientes que necesitan el uso de cuña, comentan que es una situación bastante desagradable por diferentes motivos tales como:

a) El simple hecho de tener que usar una cuña para sus necesidades indica la dependencia que tienen de otra persona.

b) La incomodidad que conlleva, a la hora de usar la cuña, la presencia de familiares tanto propios como ajenos.

c) Denotan cierto pudor ante el sexo del cuidador que en ese momento va a realizar la tarea.

d) Tienen sensación de rídiculo al expulsar gases, aunque sean conscientes de que ello se considera una necesidad fisiológica. Las opiniones de los pacientes en relación a la intimidad en el contexto de la eliminación son[43]:

  o *"Los días que tuve que pasar en cama fue muy desagradable porque necesitaba que me pusieran la cuña y tenía que pedir a las visitas que se salieran..."*

  o *"Si hubiera sido del sexo contrario habría dicho que no."*

- Necesidad de Higiene:

Aquellos pacientes dependientes comentan un rechazo inicial para suplir esta necesidad debido al pudor que le produce ser aseados por terceras personas, aunque terminan adaptandose pronto gracias a la naturalidad con que el profesional aplica los cuidados. Los pacientes comentan alguna experiencia al respecto[43]:

> o *"Al principio me daba pánico el momento del aseo, pero al ver la naturalidad con que lo hacían..."*

- Necesidad de Comunicación:

En esta necesidad destacan tres puntos importantes tales como[43]:

1. En la comunicación entre pacientes y profesionales a veces se realizan preguntas tan personales que el paciente, además de sentirse coartado, en ocasiones no dice la verdad. Comentando los pacientes:

   > o *"Las preguntas de valoración de enfermería prefiero no responderlas porque está el otro compañero de habitación delante."*

2. Los pacientes se ven sometidos a diario a revisiones que incluyen una exploración corporal, que ya de por sí reconocen intimidante, y además se ve agravada no sólo por la presencia de otro compañero de habitación, sino también por otras personas (estudiantes de enfermería y medicina, residentes, enfermeros, etc.), que pueden vulnerar su derecho a la intimidad. Los pacientes comentan:

   > o *"... Entran tres o cuatro chicos de prácticas..."*

3. Los pacientes muestran cierto rechazo a la información sobre la evolución y el progreso de su enfermedad en la habitación y en presencia de otro compañero, ya que reclaman que ésta sea personal, lo más completa y veraz posible y poder estar implicados en la toma de decisiones en lo referente a su salud. Comentan:

   > o *¿Información?, cuanta más mejor.*

- Necesidad de Sueño:

Muestran malestar ocasionado por el cambio de sus horas de sueño, debido a las técnicas que tienen que llevar a cabo el personal sanitario (toma de presión arterial, aerosoles, termómetro...),y resaltan cierta permisibilidad sobre las molestias que le pueda ocasionar el compañero de habitación, sin embargo, no son tan permisivos sobre las que le puedan provocar los acompañantes (televisor, radio, ronquidos, etc.), agravándose según el estado anímico del paciente. Los pacientes expresan al respecto[43]:

o *"... He tenido días que no he dormido por el ruido de las enfermeras, pero lo que más coraje me da es que ronquen los familiares que se quedan."*

- Necesidad de Movilidad/Ejercicio:

En esta necesidad los pacientes sienten que se sienten con una sensación de exhibición en el momento que son desplazados para pruebas o intervenciones por el hospital. También destacan el respeto que tienen a la silla de ruedas ya que la relacionan con gravedad del estado de salud. Comentando[43]:

o *"... Si yo puedo moverme, no tengo por qué ir en carrito a las pruebas, porque me siento inútil, además, pasas, y todo el mundo te va mirando."*

o *"No me afecta hacer rehabilitación en la cama."*

- Necesidad de Nutrición:

Comer delante de terceras personas les incomoda, ya que altera su intimidad, sin embargo, al disponer de mesitas individuales y fáciles de mover pueden solventar dicho problema. El paciente refiere[43]:

o *"Si no me apetece que me vean comer, me pongo de espaldas."*

- Necesidad de Ocio:

En cuanto al horario de visitas hay discrepancia de opiniones entre pacientes: algunos están de acuerdo el sistema abierto de visitas y otros piensan que dada la cantidad de familiares que se acumulan en las habitaciones puede llegar a ser molesto. Los pacientes expresan[43]:

o *"Siempre está lleno de visitas y eso se agradece cuando estás bueno, pero cuando estás malo..."*

- Necesidad de Realización personal:

Aunque es cierto que en un principio todos solicitan habitaciones individuales y con un solo acompañante para conseguir un alto grado de intimidad, es cierto que en su mayoría llegan a tener tan buena relación con su compañero de habitación que prefieren estar acompañados para así sentirse más arropados durante su estancia. Por ellos, los pacientes comentan al respecto[43]:

o *"Se intima mucho con el compañero y su familia al final."*

7.2 PERCEPCIÓN DE LA INTIMIDAD POR PARTE DE LOS PROFESIONALES SANITARIOS:

La percepción del paciente, médico y enfermera sobre una misma realidad varía, obteniéndose resultados distintos. Las cuestiones relacionadas con la imagen del paciente, con cómo se realizan las exploraciones o con la historia clínica, pueden ser aspectos de la intimidad inadvertidos muchas veces por los profesionales. Muchos médicos muestran ciertas carencias de conocimiento sobre el ordenamiento jurídico que rige su relación con los pacientes, especialmente en lo relativo a la autonomía del paciente y el respeto a sus derechos de información[44]. Los médicos se caracterizan mayoritariamente por una visión más técnica, no dando especial importancia a problemas derivados de la dignidad o la intimidad del paciente. Los enfermeros presentan una posición muy respetuosa con los derechos de los pacientes, manifestándose explícitamente incluso como sus abogados y defensores desde su posición de «cuidar» al paciente[45].

Los profesionales, resaltan la importancia de un trato personalizado hacia el paciente, respetando las creencias, valores y costumbres, aunque ellos mismos son conscientes de la situación real, se considera a todos por igual, no se individualizan los cuidados y se estandarizan las acciones.

A continuación se van a exponer una serie de opiniones, reflexiones, e incluso, alguna expresión textual por parte de los profesionales de enfermería sobre cómo perciben que se vulnera el derecho a la intimidad y confidencialidad del paciente:[44]:

- *Enfermera: "La unificación de criterios, la uniformidad o la propia organización provoca una despersonalización del paciente..."*

En ocasiones olvidamos el derecho que tiene el paciente a no ser despojado de sus símbolos o señas de identidad personal y cultural (pelucas, dientes postizos, objetos personales).

Los profesionales asocian la desnudez a sentimientos como desprotección, desamparo, vergüenza y sensación de estar expuesto, y son unánimes al afirmar que "desnudamos innecesariamente".

En cuanto a la eliminación opinan, que puede resultar un acto traumatizante y vergonzoso, sobre todo al tener que realizarlo en la cama con personas alrededor o contemplar la posibilidad de ser interrumpido.

También son conscientes de la vulnerabilidad que sometemos al paciente con la presencia de mucho profesional sanitario. Sobre este aspecto se expresa literalmente:

- *Enfermera: "Estaban allí…, las alumnas, los médicos, los residentes, las enfermeras hablando,… y la paciente allí, en la mesa de quirófano, desnuda y en posición ginecológica..."*

Problemas de tipo administrativo también suponen una agresión a la intimidad del paciente, y en este sentido principalmente a la propia <u>confidencialidad</u>. Como ejemplo, al preguntar en admisión de urgencias, ¿Qué le pasa?, preguntándoselo al paciente con la sala de espera llena.

Reconocen las enfermeras que realizan comentarios inadecuados delante de otros pacientes, lo que da lugar a que se hagan públicos datos e información confidenciales. También, destacan que la historia y datos clínicos, se encuentran en sitios fácilmente accesibles, haciéndose, en ocasiones, una utilización indebida de ellos.

- *Enfermera: "Estás haciendo la cama con la compañera, y estás comentado el caso del de la 311...."*
- *Enfermera: "Solamente por el hecho de llevar un uniforme, ya somos diferentes y nos creemos con derecho a...entramos en las consultas cuando están explorando..., el uniforme es un salvoconducto para entrar, para mirar..."*

Las enfermeras perciben un problema estructural y de <u>espacio arquitectónico</u> en las habitaciones.

- *Enfermera: "Tú vas a pedirle los datos y a hacerle la valoración de enfermería; y está la madre, el vecino de al lado, con el familiar y se enteran de todo..."*

Destacan, que la habitación individual no solucionaría completamente el problema, aunque lo facilitaría bastante. Y reconocen que a veces son ellos mismo los primeros que dejan de lado el uso de elementos que preservan la intimidad tales como el biombo, la cortina, cerrar la puerta, o el utilizar una sala privada para realizar determinadas actuaciones, como informar a pacientes y familiares o preguntar datos clínicos.

- *Enfermera: "Cuando vas con prisas, siempre se te pasa algún detalle, cuando te das cuenta lo tienes medio desnudo y resulta que no has corrido la cortina."*

El compartir habitación con "extraños", puede resultar intimidante causando malestar; no se puede conversar de manera privada con un familiar, tener tranquilidad, descansar, etc[44].

A continuación, se van a presentar determinadas necesidades básicas de Virginia Henderson, que para el paciente suponen un riesgo de alteración de su intimidad y confidencialidad, dichas alteraciones son identificadas por diversos profesionales sanitarios (médicos, enfermeras, auxiliares de enfermería y celadores)[43].

- <u>Necesidad de Eliminación:</u>

Existe unanimidad entre profesionales en reconocer que el olor, la desnudez, y el estar en una habitación compartida, se consideran factores asociados a sentimientos de vergüenza en la mayoría de los pacientes.

Los profesionales aportan las siguientes respuestas sobre la intimidad del paciente[43]:

- o *"Cuando tienes incontinencia urinaria o fecal intimida que te vean."*
- o *"Debe causar vergüenza, tanto al hombre como a la mujer, que lo veamos con pañal."*
- o *"Hay veces que el olor es más intimidante que la propia incontinencia."*

- **Necesidad de Higiene:**

Todos los profesionales están de acuerdo en que la higiene se considera un acto privado, sin embargo, en el día a día, no se respetan las medidas para preservar la intimidad. Aunque existe consenso entre profesionales para respetar la independencia para la higiene, no se lleva a cabo en la práctica diaria, debido a que conllevaría mayor dedicación de tiempo a la hora de educar al familiar en la higiene. Sobre esta necesidad los profesionales opinan[43]:

- o *"Está claro que una puerta cerrada no sirve de mucho."*
- o *"La higiene está adaptada a la organización de la unidad y no a las costumbres ni horarios del paciente."*
- o *"El hecho de lavarte otro y desnudarte…"*
- o *"Hay familiares que no saben que pueden lavar a su enfermo."*
- o *"Hay enfermeras que no dan opción al familiar a cambiar al enfermo."*

- **Necesidad de Comunicación:**

Existe unanimidad entre profesionales respecto a que se solicita y recibe información delante de terceras personas, intimidando la respuesta y falseándola. Los profesionales comentan[43]:

- o *"La información se da en las habitaciones, enterándose todo el mundo… ante el enfermo de al lado."*
- o *"No siempre se informa adecuadamente de los procedimientos que realizamos a diario, por ejemplo, personas invidentes, con bajo coeficiente intelectual, con sordera…"*

- **Necesidad de Sueño:**

Los profesionales piensan que los horarios que hay establecidos para proporcionar los cuidados de enfermería interfieren en los patrones de sueño de los pacientes. Los profesionales comentan[43]:

- *"Las visitas a la hora de la siesta molestan siempre las del compañero de habitación."*

"El enfermo que sabe que ronca está molesto porque sabe la noche que va a dar y, además, aguantando indirectas después."

8. BIBLIOGRAFIA

1. La atención hospitalaria en el Servicio Andaluz de Salud. Servicio Andaluz de Salud. [actualizado 19 Jun 2015; citado 23/3/2017]. Disponible en: **http://www.juntadeandalucia.es/servicioandaluzdesalud/princi pal/documentosAcc.asp?pagina=pie_politicaeditorial&**

2. Unidad de Pacientes Pluripatológicos. Estándares y Recomendaciones. Editado por: Ministerio de Sanidad y Política Social. 2009.

3. Un espacio compartido. Plan de Calidad Sistema Sanitario Público de Andalucía 2010-2014. Editado por: Consejería de Salud. Junta de Andalucía. 2010.

4. Gómez Jiménez J. Urgencia, gravedad y complejidad: un constructo teórico de la urgencia basado en el triaje estructurado. Emergencias. 2006; 18:156-164.

5. Unidad de urgencias hospitalarias. Estándares y recomendaciones. Informes, estudio e investigación. Ministerio de Sanidad y Política Social; 2010.

6. Montero Pérez FJ, Calderón de la Barca Gázquez JM, Jiménez Murillo L, Berlango Jiménez A, Pérez Torres I, Pérula de Torres L. Situación actual de los Servicios de Urgencias Hospitalarios en España (y IV): Áreas de Observación. Emergencias. 2000; 12: 259-268.

7. Roig Osca M.A. Propuestas para el manejo de las unidades de observación. Emergencias. 1998 Jul- Ago; 10(4): 240-4.

8. Propuesta de capacitación específica en Urgencias para especialistas en Medicina Interna. Sociedad española de Medicina Interna; 2009.

9. Alonso G, Escudero JM. La unidad de corta estancia de urgencias y la hospitalización a domicilio como alternativas a la hospitalización convencional. An Sist. Navar. 2010; 33 (supl.1): 97-106.

10. Giovanni Perdomo Cruz R. Medicina Intensiva y las Unidades de Cuidados Intensivos Definición-Desarrollo Histórico-Utilización de sus Recursos. REVISTA MEDICA HONDUREÑA. 1992; 60: 49-52.

11. Unidad de Cuidados Intensivos. Estándares y recomendaciones. Informes, estudio e investigación. Ministerio de Sanidad y Política Social; 2010.

12. Orellana Peña C. INTIMIDAD DEL PACIENTE, PUDOR Y EDUCACIÓN MÉDICA. Revista Persona Bioética. 2008; 1 (30): 8-15.

13. Martín Delgado MC, Gordo Vidal F. La calidad y la seguridad de la medicina intensiva en España. Algo más que palabras. Med Intensiva. 2011; 35: 201-205.

14. Sánchez Padrón A, Sánchez Valdivia A, Bello Vega M. ASPECTOS ÉTICOS DE LOS CUIDADOS INTENSIVOS. Trabajo de Revisión. Rev Cub Med Int Emerg 2003;2(4).
15. Heather Herdman T. NANDA Internacional (2010). Diagnósticos de enfermeros: Definiciones y Clasificación. 2009-2011. Madrid: Elsevier. 2010.
16. Moorhead S, Jonson M, Maas ML, Swanson E. Clasificación de Resultados de Enfermería (NOC). Barcelona: Ed. Elsevier Mosby. 2009.
17. Bulechek, G M, Butcher H K, McCloskey J. Clasificación de Intervenciones de Enfermería (NIC). Barcelona: Ed. Elsevier Mosby. 2009.
18. Diccionario de la Real Academia Española. Disponible en: www.rae.es. [Fecha de consulta: 3 de Octubre, 2016].
19. Amorós Cerdá SM, Arévalo Rubert MJ, Maqueda Palau M, Pérez Juan E. Percepción de la intimidad en pacientes hospitalizados en una Unidad de Cuidados Intensivos. Enferm Intensiva.2008; 19(4):193-203.
20. Iraburu M. Confidencialidad e intimidad. An. Sist. Sanit. Navar.2006; 29 (Supl.3):49-59.
21. Marías J. El respeto a la intimidad en grupos vulnerables. Institut Borja de Bioètica. 2005 Jul-Septmbre; (9): 101-3.
22. Fernández MA, Álvarez T, Ramiro JM, Martínez S. El respeto a la intimidad. El secreto profesional en enfermería. Cuad Bioét. 2008; 19 (65): 59-65.
23. Boletín Oficial del Estado. Constitución Española. Art 18. B.O.E. n.311, de 29 de diciembre 1978.
24. Boletín Oficial del Estado. Ley Orgánica 10/1995, de 23 de noviembre, del Código Penal. B.O.E. n1 281, de 24 de noviembre de 1995.
25. Boletín Oficial del Estado. III Otras disposiciones. Ministerio de Sanidad, Servicios Sociales e Igualdad. B.O.E n.31. 6 de febrero de 2017.
26. Beltrán JM, Collazo E, Gérvas J, González Salinas P, Gracias D, Júdez J, Rodríguez Sendín J.J, et al. Guías de ética en la práctica médica. Intimidad, confidencialidad y secreto. Editada por: Fundación de Ciencias de la Salud. 2005.
27. Herrán Ortiz A.I. El derecho a la protección de los datos personales en la sociedad de la información. Cuadernos Deusto de Derechos Humanos. Universidad de Deusto. 2003.
28. DECRETO 246/2005, de 8 de noviembre. Boletín Oficial de la Junta de Andalucía. n.244 de 16/12/2005.
29. Boletín Oficial del Estado. Ley 14/2007, de 3 de julio. B.O.E. n.159, de 4 de julio de 2007.

30. INTIMIDAD Y CONFIDENCIALIDAD: OBLIGACIÓN LEGAL Y COMPROMISO ÉTICO DOCUMENTO DE RECOMENDACIONES. Editado por: Consellería de Sanidade Servicio Gallego de Salud: Comisión Gallega de Bioética.2013.

31. Boletín Oficial del Estado. Ley Orgánica 10/1995, de 23 de noviembre, del Código Penal. B.O.E. n1 281, de 24 de noviembre de 1995.

32. Cabré Pericas L., Lecuona I., Abizanda R., Clemente R., Miguel E. de, Montáns M. et al. Confidencialidad: Recomendaciones del Grupo de Bioética de la Sociedad Española de Medicina Intensiva Crítica y Unidades Coronarias (SEMICYUC). Med. Intensiva. 2009; 33(8): 393-402.

33. Galdamez Núñez C. La enfermería y la bioética ante pacientes críticos en la Medicina Intensiva. Cuadernos de Bioética 1998.

34. Martín de Aguilera Moro. Confidencialidad en el ámbito profesional de la enfermería dermatológica. 2011; 12: 32-37.

35. Coldicott Y, Pope C. The Ethics of Intimate Examinations Teaching Tomorrow's Doctors". BMJ 2003; 326: 97-101.

36. Silva-Fhon J, Ramón-Cordova S, Vergaray-Villanueva S, Palacios-Fhon V, Partezani-Rodrigues R. Percepción del paciente hospitalizado respecto a la atención de enfermería en un hospital público. Enferm. Univ. 2015; 12(2): 80-87.

37. Blanca Gutiérrez, Joaquín Jesús; Muñoz Segura, Rafael; Caraballo Núñez, Miguel Ángel; Expósito Casado, María del Carmen; Sáez Naranjo, Rocío; Díaz Fernández, María Elena. Privacidad del Hospital. La experiencia de los pacientes, sus familias y las enfermeras. Index de Enfermería 2008; 17 (2).

38. Madrid. Ley 33/2011, de 4 de octubre, General de Salud Pública. Boletín Oficial del Estado, 5 de octubre de 2011, num 240, p. 104593.

39. Pupulim JSL, Sawada NO. Privacidade física referente à exposição e manipulação corporal: percepção de pacientes hospitalizados. Texto Contexto Enferm. Florianópolis.2010 Jan-Mar; 19(1):36-44.

40. Municio JA, Santander F, Andrés M, Pérez A, Núñez A, Elizarán I, et al. Confidencialidad de la historia clínica. Análisis de la situación actual y áreas de mejora en el uso y manejo de la misma: proyecto de investigación comisionada. En la biblioteca cochrane plus.2008 Nov;(1).

41. Guía de práctica clínica de seguridad del paciente. Editado por: Empresa Pública de Emergencias Sanitarias; 2007.

42. Yen-Ko Lin, Chia-Ju Lin.Factors predicting patients' perception of privacy and satisfaction for emergency care. Emerg Med J 2011; 28: 604-8.

43. Soldevilla Cantueso MA, Solano Corrales D, Luna Medina E. La intimidad desde una perspectiva global: pacientes y profesionales. Rev Calidad Asistencial 2008;23:52-6.

44. López Espuela F, Moreno Monforte ME, Pulido Maestre ML, Rodríguez Ramos M, Bermejo Serradilla B, Grande Gutiérrez J. La intimidad de los pacientes percibida por los profesionales de Enfermería. NURE Inv. 2010 May-Jun; 7(46): 1-14.

45. Guix Oliver J, Fernández Ballart J, Sala Barbany J. Pacientes, médicos y enfermeros: tres puntos de vista distintos sobre una misma realidad. Actitudes y percepciones ante los derechos de los pacientes. Gaceta Sanitaria 2006 Nov-Dic, 20 (6): 465-472.

46. Mozota Duare J, Moliner Lahoz J, García Noaín A, Moreno Mirallas MJ, Fernández Moros RW, Rabanaque Hernández MJ. Percepción de intimidad de los pacientes atendidos en los servicios de urgencias hospitalarios de Aragón. Emergencias 2013; 25: 445-450.

www.ingramcontent.com/pod-product-compliance
Lightning Source LLC
Chambersburg PA
CBHW081259180526
45170CB00007B/2498